Dr. Jorge de Toledo Dodsworth

Lauréat de la Faculté de Médecine
de Rio de Janeiro,
Docent libre à la même Faculté,
Membre de la Société de Radiologie de France

108, Avenida Rio Branco
RIO DE JANEIRO (Brésil)

ESSAI DE TRAITEMENT DE LA CHYLURIE & DE L'HÉMATOCHYLURIE PAR LES RAYONS X

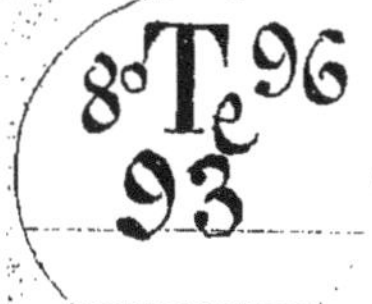

PARIS
IMPRIMERIE E. RASQUIN
47, Rue des Saints-Pères
—
1914

Dr. Jorge de Toledo Dodsworth

Lauréat de la Faculté de Médecine
de Rio de Janeiro,
Docent libre à la même Faculté,
Membre de la Société de Radiologie de France

108, Avenida Rio Branco
RIO DE JANEIRO (Brésil)

ESSAI DE TRAITEMENT DE LA CHYLURIE & DE L'HÉMATOCHYLURIE PAR LES RAYONS X

PARIS
IMPRIMERIE E. RASQUIN
47, Rue des Saints-Pères
—
1914

TITRES ET TRAVAUX DE L'AUTEUR

Titres

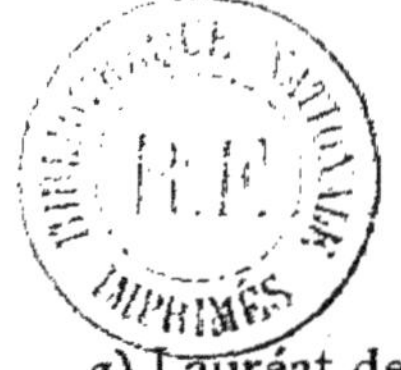

a) Lauréat de la Faculté de Médecine de Rio-de-Janeiro.

b) Prix *Francisco de Castro*, conféré à titre par unanimité par la Faculté, en sa séance du 24 Décembre 1912.

c) Membre de l'Institut radiologique de la Faculté de Médecine de Rio-de-Janeiro.

d) Ex-interne surnuméraire de la clinique propédeutique (1909 à 1912).

e) Ex-interne titulaire de la 3e chaire de clinique médicale (1912).

f) Membre du IIIe Congrès international de Physiothérapie (Paris 1910).

g) Membre de la Société de Radiologie de France.

Travaux

a) *Radiographies d'un cas de myosite ossifiante progressive*. Présenté et lu par l'auteur à la séance de la Société de Radiologie médicale de Paris du 13 février 1912. Publié *in extenso* dans les « Bulletins et Mémoires » de la dite Société ; avec références spéciales dans le « Journal belge de Radiologie » (30. VI. 912, p. 253), dans les « Archives de Médecine des Enfants » (n° 8 de 1912, p. 628), dans « L'Année électrique » (1913, p. 160).

b) *Diagnostic rôntgénien de l'estomac de l'adulte*. Thèse de doctorat, approuvée avec mention honorifique.

c) *Un nouveau procédé de coloration des bacilles de Koch dans les crachats*. En collaboration avec le Docteur Pires Ferrão Décrit et commenté dans les « Archivos Brazileiros de Medicina » (Supplément n° 3, pp. 208 et 220).

Introduction

BIBLIOTHÈQUE NATIONALE R.F. IMPRIMÉS

« Lorsque l'esprit humain parcourt les différents domaines de la science, dit Guilleminot dans son livre récent : *Nouveaux horizons de la Science*, il est stupéfait de penser que tout ce qu'il sait n'est rien en comparaison de ce qu'il aspire à connaître. »

La vérité de ces paroles s'impose, lorsqu'il s'agit de soulager les maux de l'humanité en soignant les maladies.

La tendance naturelle de ceux qui s'engagent dans la carrière médicale est de répondre aux questions qui à chaque instant se posent dans le domaine de la clinique ; mais il est rare que l'esprit humain arrive à découvrir d'un seul coup ces secrets, et de réaliser complètement ses désirs.

Chacun apporte une pierre, petite ou grande, faible ou solide, à l'édifice d'une thérapeutique exacte et complète, et l'offre aux ouvriers plus habiles qui l'essaient, l'acceptent, l'utilisent, pour faire avancer l'œuvre bienfaisante tout en lui donnant des bases solides.

Tel est le cas de ce travail, que nous intitulons « Essai » et que, en modeste ouvrier, nous offrons aux maîtres qui ont la compétence nécessaire pour le juger.

Nos études et nos observations sur ce sujet, quoique peu nombreuses et recueillies dans un espace de temps limité, nous ont amené à cette conviction, qu'il y a un certain avantage à traiter la chylurie et l'hématochylurie par les radiations de Röntgen.

Comme de jeunes guerriers, ambitieux, robustes et bien armés, les rayons X sont entrés dans la lutte et ont conquis de vastes domaines, ils poursuivent leur œuvre bienfaisante, envahissent et soumettent des terrains nouveaux, mal défendus par une thérapeutique dont les résultats sont problématiques ou même ont été reconnus sans valeur.

Telle a été la raison d'être de nos recherches qui ont donné lieu à ce travail ; en vertu du règlement, il devait être présenté sous forme originale.

Nous n'avons trouvé, dans la bibliographie, rien qui indiquât déjà l'existence de la méthode que nous employons; et les éminents cliniciens que nous avons consultés n'ont pas non plus déclaré connaître de fait qui nous retirat la priorité et l'originalité de son application.

A la Faculté de Médecine de Rio-de-Janeiro, il n'existe pas encore de chaire de Physiothérapie comme il en existe dans tant de Facultés étrangères. Le présent mémoire, plaidoyer en faveur des idées exposées dans notre enseignement libre, s'adresserait de préférence au titulaire de cette chaire. Mais, comme il s'agit d'un sujet essentiellement médical et clinique, ce mémoire prend place dans la clinique médicale, à laquelle nous l'adressons.

Nous remercions les maîtres éminents et nos illustres collègues qui ont bien voulu faliciter nos études en nous envoyant des clients, préalablement avertis qu'il s'agissait d'un essai pouvant être abandonné immédiatement si les résultats ne nous encourageaient pas à les continuer.

En publiant ces études, nous cherchons à permettre à d'autres, plus habiles et aussi plus prudents, à profiter de notre méthode, en l'appliquant et la perfectionnant pour le bien de l'humanité.

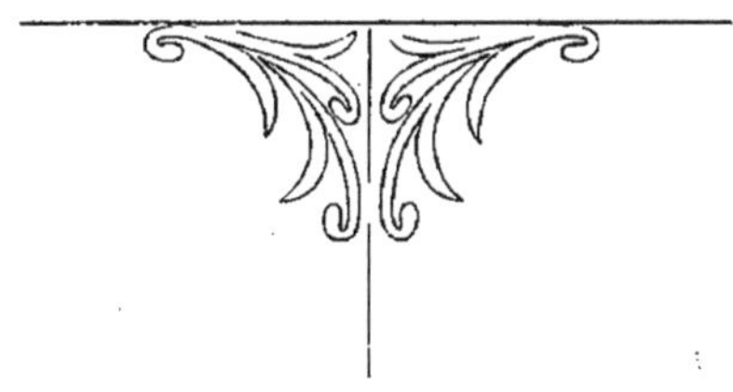

Essai de traitement de la Chylurie et de l'Hématochylurie par les Rayons de Rœntgen

La chylurie et l'hématochylurie, considérées comme symptômes de filariose (Julio de Moura, Pedro Severiano de Magalhâes, Almeida Couto), ou associées à un défaut de nutrition générale — théorie de l'hématose — (Torres Homem, Barâo de Petropolis, Martins Costa), sont des manifestations lymphatexiques caractérisées par l'émission d'urines blanches, à l'aspect graisseux, mêlées de sang ou purement hématiques. Il y a beaucoup d'autres théories pour expliquer la chylurie et l'hématochylurie. Nous pensons, comme Clarac, Lebœuf et Rigollet, que la clinique ne doit pas être paralysée par ces questions de doctrine, mais doit rester dans le domaine des faits, et ne pas se préoccuper de substituer aux découvertes du microscope les spéculations de la physiologie. Toutefois, il est bon de noter que dans la majorité des cas de chylurie et d'hématochylurie on trouve la *Filaria Wuchereri* ou *Bancrofti*, et la *Bilharzia Hematobia*, ensemble ou séparément.

Ce qui nous intéresse, pour le moment, c'est le caractère presque essentiellement tropical des affections dont nous nous occupons, les lésions lymphatiques, et principalement la longue liste thérapeutique de résultats inconstants et incertains, à laquelle nous sommes venus ajouter un agent physique, avec l'espoir que la valeur en sera confirmée par l'avenir.

Traitements divers et leurs résultats.

Le nombre des médicaments employés pour le traitement des manifestations morbides dont nous nous occupons est si grand, qu'il montre bien la difficulté qu'ont rencontrée jusqu'à aujourd'hui les médecins de tous les pays, et surtout ceux qui font de la clinique dans les régions tropicales, pour guérir ce mal d'une façon définitive, ou pour obtenir un adoucissement temporaire.

Torres Homem rapporte que le Baron de Petropolis donnait à ses malades qui avaient des urines laiteuses une décoction d'une plante connue vulgairement sous le nom de cinq-feuilles (*Bignonea leucantha* ou *Sparattosperma leucantha*).

Joaquim Silva administrait avec succès, semble-t-il, une cuiller à soupe de fécule de Jacutupé (*Pachyrrhizus angulata*) dans un verre d'eau acidulée avec du jus de citron.

Joao Silva se confiait à la décoction de tige blanche de bruyère (*Coxtus spicatus*) et *Godoy Botelho* à la décoction de sensitive (*Mimosa pudica*). *Torres Homem* conseillait, dans l'hématochylurie, la médication astringente, et dans la chylurie l'association de fleur de soufre au sous-carbonate de fer et au sulfate de quinine « pour corriger l'état général et remédier à la situation vicieuse de la secrétion urinaire ». Dans les cas où l'état général du malade était bon, il associait la fleur de soufre au suc extrait du persil ; il employait le perchlorure de fer ou l'essence de térébenthine dans les cas d'albumine excessive.

La formule appliquée par *Torres Homem* était la suivante :

> Sous-carbonate de fer) â â
> Sulfate de qq . . . .) 4 grammes
> Fleur de soufre. . . . . .   8 grammes

Répartir le tout entre 24 cachets pareils, à prendre à raison de trois par jour.

Les médecins modernes ont formulé des nouvelles médications.

Francisco de Castro préconisait l'extrait liquide de racine de cotonnier, à raison de 15 gouttes à prendre quatre fois par jour. Moncorvo Filho utilise l'ichtyol.

Chauvet dit avoir obtenu une diminution de la quantité de chyle contenue dans l'urine, dans un cas d'hématochylurie parasitaire douteuse, en employant simultanément l'ergotine et le perchlorure de fer, mais la guérison n'est venue qu'avec l'emploi du tannin et de l'iode associés à l'hydrothérapie. Voici également la formule de Chauvet :

> Décoction d'*uva ursi* . . . .) â â
> Décoction de ratanhia. . . . .) 150 grammes
> Iodure de potassium. . . . .   6 grammes
> Essence de menthe. . . . .   11 gouttes

En prendre 2 cuillers à soupe par jour.

Suivant l'auteur, les résultats obtenus avec cette formule ont été bons.

Bence Jones a réussi avec l'acide gallique, à dose de 1 gramme trois fois par jour, à faire disparaître les matières graisseuses et l'albumine de l'urine ; dans un autre cas, il a, par l'usage prolongé de ce remède, obtenu une guérison difinitive.

Goodwin de Norwich et Smith corroborent cette observation ; *Carter* et *Ackermann* n'ont pas obtenu le même résultat.

A.T.H. Walters a également employé l'acide gallique, à dose croissante, en commençant avec 60 centigrammes par jour, pour aller progressivement jusqu'à 8 grammes, et il prescrivait en même temps 6 centigrammes d'opium à prendre au coucher.

Les graines de lin, la décoction d'orge, employés simultanément avec des diurétiques comme l'*uva ursi* le *triticum repens*, ont parfois réussi à diminuer les principaux symptômes de la maladie.

Chapotin a guéri un cas de chylurie parasitaire avec la teinture de cantharides à dose progressive de 6 à 20 gouttes par jour, après avoir essayé en vain les ferrugineux, la quinine et l'extrait de bile.

Comme Torres Homem, Chapotin, Barbour, Juvenot ont essayé les sels de fer, et Priestley, Chauvet, Corre, Chassaniol, Guyot, Crenaux, ont recouru à la térébenthine ; Chassaniol et Guyot ont réussi à guérir un cas d'hématochylurie parasitaire, dans lequel l'emploi de la copahybe avait été infructueux.

Il s'est présenté un cas de succès véritablement probant : le malade, ayant oublié pendant plusieurs jours de prendre l'essence de térébenthine, a été repris d'hématochylurie, qui a de nouveau disparu après trois jours de traitement,

Crevaux a traité un malade par la térébenthine et le perchlorure de' fer, puis avec une solution iodo-iodurée ; il n'a jamais obtenu que la guérison temporaire, à condition de départ pour un pays de climat plus froid. Par contre, une nouvelle guérison par la térébenthine d'une chylurie remontant à deux ans a été enregistrée par *Satterthwaite*.

Albert Robin espérait obtenir sur un malade d'excellents résultats en employant simultanément la térébenthine de Venise, l'opium brut en poudre, le tannin et le camphre pulvérisé. Les effets bienfaisants, d'abord très prononcés, ont ensuite disparu, et l'auteur a abandonné sa formule. Comme résultat final, il n'a obtenu que la cessation des troubles dysuriques avec ténesme vésical.

John Hillis recommande l'emploi de la décoction de coques de *rizophora racemosa*, qui lui a permis de guérir une hématochylurie parasitaire.

Flint, avec 30 centigrammes de bleu de méthylène, appliqués quotidiennement, aurait vu les embryons de filaire disparaître rapidement des urines.

Des injections intraveineuses d'une solution d'atoxyl à 5 p. 1000, faites de deux en deux jours, ont amélioré l'état d'un malade de *O'Brien* et en ont guéri complètement un autre ; dans le premier cas, on administrait 50 cc., dans le second, 60 cc.

Rey a obtenu des résultats satisfaisants avec 50 centigrammes d'acide benzoïque, trois fois par jour, tandis que d'autres auteurs signalent ce produit comme inefficace.

Thiroux et *d'Anfreville* accusent d'excellents résultats avec 5 injections de 20 centigrammes d'émétique d'aniline.

Londe a traité sans succès deux cas de chylurie, après avoir injecté dans le muscle 1 centigramme de bi-iodure de mercure dissous dans 1 cc. d'huile stérilisée.

Le traitement a duré quinze jours pour un malade, et un mois pour un autre ; les avantages obtenus ont été nuls.

Fernand Roux est d'avis que l'hématochylurie est particulièrement susceptible de traitement local ; il conseille des lavages vésicaux avec de l'acide tannique en solution aqueuse ; *Robin* préfère le silicate de soude en solution à 1 p. 100.

Lawrie a observé la disparition des embryons de filaire et l'améliration de la couleur de l'urine, en administrant le thymol, à raison de 5 centigrammes toutes les quatre heures, pendant deux périodes de quinze jours, séparées par un intervalle d'un mois.

Priestley, en voyant les résultats négatifs obtenus, a employé dans un cas l'huile de coco et l'huile de foie de morue, sans aucun succès.

La physiothérapie a également donné lieu à d'assez nombreux efforts pour guérir la chylurie et l'hématochylurie.

Cassien a rapidement amélioré l'état général de ses malades avec des douches froides à 130 ; il en a été de même pour *Clarac*, *Lebœuf* et *Rigollet*, qui, comme Cassien, ne sont arrivés qu'à des améliorations appréciables, mais instables.

Les *bains de mer* sont excellents pour l'état général, mais ils n'agissent pas sur la chylurie ou l'hématochylurie. L'*électrothérapie*, sous forme de courants continus à haute fréquence, faradiques ou statiques, a une action efficace, mais malheureusement peu durable : au bout de peu de temps les mêmes manifestations qu'au début réapparaissent chez le malade. La *photothérapie*, en applications locales ou générales, n'a avancé à rien, elle a donné les mêmes résultats.

Outre tous ces agents thérapeutiques indiqués par les uns et rejetés par d'autres, il y a certaines mesures générales préconisées par *Manson* et par la majorité des auteurs qui, étant donné l'impossibilité d'obtenir une cure radicale, se contentent d'obtenir des résultats partiels, consistant en une atténuation et une diminution de fréquence des accès :

le repos, l'alimentation modérée, comportant surtout des corps gras, les purgatifs et laxatifs, le séjour en montagne ou dans des pays de climat plus froid, la compression adbominale, le décubitus dorsal avec élévation du bassin pour diminuer le plus possible la pression hydrostatique exercée sur les vaisseaux lymphatiques distendus.

Voilà, plus ou moins complète, une longue liste d'expériences faites chez nous et à l'étranger pour guérir la chylurie et l'hématochylurie. On n'a rien obtenu de positif, avec les médicaments appliqués à divers malades par divers médecins.

Même ceux qui ont montré le plus de persévérance et de constance, en employant la même médication, ont renoncé, devant l'hétérogénéité des résultats obtenus, qui rendait impossible de se former une opinion définitive pouvant orienter les médecins et donner plus d'espoir aux malades.

Il n'y a donc rien de préétabli, et un large champ reste ouvert à l'expérimentation.

Expérience avec les Rayons X

En mai 1908, il se présenta à notre cabinet, de la part d'un des maîtres des plus estimés, une malade atteinte de filariose (*Filaria Wuchereri*), avec chylurie et lymphangectasie des cuisses donnant lieu, comme conséquence, de ruptures constantes, à des lymphorragies abondantes et désagréables.

Elle s'était déjà soumise à tous les traitements qu'on lui avait imposés, sans obtenir aucun adoucissement de ses maux. Nous la prévînmes que notre méthode spéciale serait peut-être sans efficacité, et nous lui proposâmes à titre d'expérience, sans garantie de résultats, le traitement par les rayons X.

Nous connaissions les expériences faites par Schutze en 1901, celles faites par Heineke, Milchner et Mosse en 1904, par Helber et Linser, Aubertin et Beaugard en 1905, Belot en 1906, qui agissaient sur leur tissu lymphoïde ; mais l'existence du parasite nématodie, dont la suppression est problématique, nous faisait prévoir une solution difficile, surtout étant donné qu'il s'agissait d'un nouvel emploi des rayons de Röntgen, tenté — en ce qui nous concerne — pour la première fois.

Au bout d'une série de 14 applications dans les cuisses et dans les régions rénales, nous avons eu la satisfaction de constater la disparition totale de la chylurie et une amélioration très sensible de la lymphangectasie, ainsi qu'une diminution, comme quantité et comme fréquence, des lymphorragies. Nous avons continué le traitement, que la malade interrompait souvent pour des raisons diverses ; et, avec 10 nouvelles applications radiothérapiques, nous avons obtenu la guérison complète. En 1910, nous avons vu de nouveau la malade dans notre cabinet ; les bons résultats obtenus s'étaient maintenus ; et, en janvier de cette année, aucun des phénomènes morbides ne s'était manifesté de nouveau.

Le succès inespéré que nous avions atteint dans ce cas nous encouragea à chercher d'autres malades pour vérifier ces premiers résultats, car nous soupçonnions que notre traitement eût coïncidé avec une période de longue accalmie, comme il s'en produit assez souvent.

Nous sommes arrivés, en un espace de temps assez court, à réunir six nouvelles observations de chylurie et d'hématochylurie, ce qui nous porte à être d'accord avec *Afranio Peixoto*, mais seulement dans le passage relatif à d'autres manifestations, où, au sujet de la draconculose et de la filariose, il s'exprime ainsi : « Nos prédécesseurs avaient observé un grand nombre d'éléphantiasis du scrotum ou du sein, de cas d'urines chyleuses, de lymphangites, etc., dus à la présence du parasite.

« La génération des médecins d'aujourd'hui a presque perdu le souvenir de ces affections. L'abolition de la traite des nègres explique pourquoi il n'y a plus importation de nouvelles filaires ; mais un fait curieux et inexpliqué, c'est que le ver ne s'est plus reproduit au Brésil. »

Nous nous occupons actuellement de quatre malades, deux femmes et deux hommes ; nous donnerons plus loin les observations qui s'y rapportent.

Technique

Bien que muni d'un bon appareil en parfait état, pouvant atteindre les organes des régions profondes, grâce à la puissance de la source d'énergie électrique et à la résistance de l'ampoule, nous n'avons pas trouvé facilement la technique à adopter.

L'anatomie pathologique a démontré que les lésions causées par la filariose ont leur siège principal dans le système lymphatique du tronc, comme l'indique fidèlement la figure classique de Mackensie.

Manson a vu les lymphatiques abdominaux et pelviens former une énorme varice, dans laquelle vaisseaux et ganglions se confondent.

Mazac-Azema avait également trouvé, dans ses autopsies, comme Amussat et Trelat, de chaque côté de la colonne vertébrale une masse noueuse et entortillée.

« Les conduits, entrelacés sans ordre apparent, forment des masses arrondies, allongées, de 7 à 10 centimètres de circonférence... Les ganglions iliaques et lombaires disparaissent, confondus dans la masse variqueuse. Les tuniques des vaisseaux sont extrêmement distendues et les valvules ne constituent plus que de simples froncis. »

La radiothérapie devait, basée sur les données anatomo-pathologiques, être employée contre les agglomérations lymphatiques qui abondent surtout aux alentours des reins, de la 13e vertèbre dorsale à la 3e vertèbre lombaire, de chaque côté de la colonne vertébrale.

C'est dans la région rénale que, pendant le jour, se trouve le plus grand nombre d'embryons de filaire,

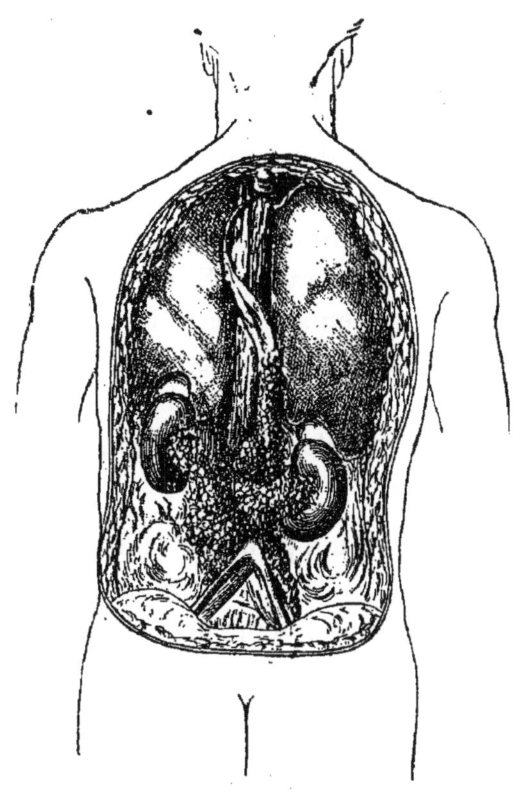

après les poumons, le cœur, et la paroi interne des carotides, ainsi que Manson l'a vérifié dans la seule autopsie qui ait été pratiquée à cet effet. L'irradiation des poumons, du cœur et des parois devenait plus difficile, en raison de l'étendue considérable de cette aire ; il fallut plusieurs applications, pour obtenir, au bout de plusieurs jours, l'effet d'une seule irradiation totale. De même, pour irradier en une seule fois cette vaste aire, il fallait augmenter suffisamment la distance de l'anticathode au patient ;

et, comme l'intensité de l'irradiation diminue proportionnellement au carré de cette distance. ou qu'il fallait prolonger considérablement la durée de l'application, ce qui présenterait de sérieux inconvénients, ou que la quantité de rayons X reçue dans lés régions profondes serait diminuée, ce qui obligerait à multiplier les applications et menacerait · sérieusement l'intégrité des téguments. De plus, comme on est dans l'incertitude.au sujet du *modus agendi* des rayons X, comme on ne sait pas bien s'ils agissent. seulement sur le tissu adénoïde, sur la vie du nématodie, ou s'ils exercent simultanément ces deux actions, on était obligé de se décider pour les régions rénales, où l'on pouvait profiter de l'effet curatif, quel qu'il fût.

Pour atteindre la région profonde choisie, nous avions deux entrées principales : l'entrée transabdominale ou antérieure, et l'entrée lombaire ou postérieure.

Du côté de la voie antérieure, on transabdominale, de grands obstacles se présentent. Habituellement, l'épaisseur des téguments du ventre, doublés d'une abondante couche graisseuse qui augmente l'intervalle considérable précédant le plexus lymphatique, ce qui oblige à éloigner la source radiogène, et diminue la quantité d'irradiation susceptible d'atteindre le point désiré. C'est seulement au moyen d'une forte compression que l'on pourrait remédier à cet inconvénient ; mais ce procédé ne pourrait être supporté pendant la durée de l'application radiothérapique, parce qu'il gêne les mouvements respiratoires. Les expériences de Regaud, Lacassagne et Nogier ont démontré que les irradiations abondantes et profondes de l'abdomen peuvent déterminer des infections intestinales, parce qu'elles détruisent· les glandes folliculaires : c'est ce qui explique la mort des chiens qui ont servi aux expériences. De plus, comme il y a dans la partie de l'hypocondre le foie, dans la partie gauche la rate et l'estomac, à l'inconvénient causé par la distance s'ajouterait celui causé par la densité ; il pourrait aussi y avoir de grandes chances d'influence nocive des rayons X sur ces organes.

Nous préférons la voie postérieure ou lombaire, parce qu'elle ne présente aucun obstacle de ce genre ; nous n'avons jamais utilisé la voie transabdominale.

En raison de la situation des régions désignées pour servir d'entrée aux irradiations, la position que doit prendre le patient est le décubitus abdominal, qui offre toutes les commodités voulues, ce qui est à apprécier quand il s'agit d'exiger une immobilité presque complète pendant quinze minutes.

Dans la pratique de la radiothérapie profonde, pour laquelle le radiologiste a besoin d'employer des rayons d'une forte puissance de pénétration, il faut viser surtout à éviter les radiodermites, toujours nocives, qui, outre qu'elles nécessitent une guérison ultérieure et hypothétique, bouleversent le traitement en cours. Pour éviter ces accidents, dans le cas dont il s'agit, nous filtrons l'irradiation à travers une lame d'aluminium d'un millimètre d'épaisseur.

Pour limiter l'effet des rayons, en éliminant autant que possible les rayons secondaires nuisibles, et assurer l'irradiation d'un champ seulement à chaque fois, nous nous servons d'un localisateur-compresseur cylindrique de 10 centimètres de diamètre et de 9 de hauteur.

Quant à la qualité, les rayons que nous employions étaient durs, ils marquaient 9 à l'échelle du radiochromomètre de Benoist ; on les obtenait facilement avec des ampoules renforcées et refroidies comme celles de Muller et de Gundelach.

L'emploi du filtre nous garantit, jusqu'à un certain point, l'intégrité de la surface cutanée, grâce à l'absorption des rayons mous qui existent toujours, étant donnée la composition hétérogène de l'irradiation. La quantité ou dose de rayons X utilisée a été de 4 à 5 unités Holzknecht, mesurées avec la pastille de Sabouraud-Noiré, à chaque séance ; on pratiquait en moyenne une application hebdomadaire pour chaque région. L'intervalle entre les séances n'a jamais pu être régulier, parce que les clients n'étaient pas assez exacts.

Mode d'action

Ayant effectué nos expériences sur *anima-nobile* en raison de l'impossibilité de les effectuer sur *anima-ville*, et n'ayant pas pratiqué d'autopsies pour constater les altérations anatomo-pathologiques et voir où s'exerce l'action des rayons de Röntgen, nous restons dans le domaines des hypothèses et des conjectures. Nous passerons en revue diverses théories qui peuvent expliquer d'une manière plus ou moins satisfaisante comment nous avons pu obtenir des résultats favorables.

L'action des rayons X sur le tissu adénoïde est connue depuis 1901, à la suite des expériences de Schütze ; mais elle n'est véritablement entrée dans le domaine scientifique que depuis les expériences de Heinecke qui ont montré que, plus encore que les glandes génitales et que la peau, le tissu lymphomyéloïde a la propriété de réagir contre l'action des rayons de Röntgen.

Les autopsies et examens histologiques de 130 animaux irradiés par cet auteur ont montré ce qui suit : dans les conditions expérimentales spéciales où il a opéré, après une légère irradiation, les organes lymphoïdes seuls ont présenté des lésions ; c'est en soumettant ces organes à une action prolongée que l'on trouve les altérations les plus profondes et les plus précoces. Voici en quoi consistent ces altérations, suivant Crémieu : « On trouve dans les corpuscules de Malpighi de la rate, dans les ganglions lymphatiques, dans les glandes folliculaires de l'intestin, des sphères de chromatine qui représentent des noyaux de lymphocytes en voie de pycnose ; deux heures après, tous ces débris nucléaires deviennent phagocytés par d'énormes cellules qui sont littéralement pleines ; au bout de vingt-quatre à trente-six heures, ces phagocytes disparaissent, avec leur contenu chromatique, et le tissu reste plus ou moins dépourvu de ses éléments primitifs. Il survient une régénération assez rapide, qui fait que, huit à quinze jours après l'irradiation, le tissu reprend sa structure primitive. » C'est ainsi que M. Heinecke a mis en évidence l'action que Collard trouve pour ainsi dire spécifique. L'action finale des rayons X sur les ganglions lymphatiques est, en somme, la prolifération de tissu conjonctif au détriment des éléments fondamentaux.

Dans presque toutes les affections comportant hypertrophie ou hyperplasie des ganglions lymphatiques, telles que les diverses formes d'adénite, d'adénome, d'adénopathie, etc., l'action curative de la radiothérapie accompagnée de diminution du volume des ganglions, a été pleinement confirmée.

Puisqu'il est bien établi que les rayons de Röntgen

ont une action favorable sur la guérison des affections du système lymphatique, comment expliquer les effets favorables dans la chylurie et dans l'hématochylurie ?

Le traitement sera-t-il purement symptomatique, ou attaquera-t-il aussi, au plus profond des tissus, la filaire et les microfilaires, éléments causatifs connus ?

Ausset, Bedard et Desplats ont constaté, dans les adénites chroniques bacillaires, que la radiothérapie excite la phagocytose, et pensent qu'il en résulte, dans ces affections, la destruction des germes. Cette hypothèse, basée sur la théorie de Metchnikoff, peut s'appliquer à la maladie dont nous nous occupons.

Les observations de Werner, Hoffmann et Schulz, font peut-être admettre l'hypothèse de l'intervention de phénomènes chimiques. Ils disent que la destruction des leucocytes met en liberté une grande quantité de lécithine ; la lécithine irradiée, en présence de l'oxygène, amène la formation de produits de désagrégation, tels que la choline, la triméthylamine, l'acide stéarique ou phosphoglycérique : ce sont les produits d'une action irritante telle que, si l'on injecte de la lécithine irradiée à des animaux non soumis à l'action des rayons X, ceux-ci manifestent bien vite tous les symptômes de la radiodermite, ou réactions inflammatoires. Il est possible que ces produits irritants agissent sur les parasites et sur les lymphatiques mêmes, et déterminent le retour de ceux-ci à l'état normal, et la mort de ceux-là.

Il y a encore une autre hypothèse, qui, à première vue, est des plus simples. D'après ce que disent Jeanselme et Rist, lorsqu'il s'est établi une oblitération plus ou moins complète des vaisseaux lymphatiques, il se produit une dilatation sacciforme au delà de l'obstacle. Ces dilatations peuvent prendre des proportions considérables ; elles communiquent entre elles et forment de grandes tumeurs pouvant comprimer les reins, les uretères, la vessie, ce qui amène nécessairement le développement d'une circulation lymphatique compensatrice, par les voies collatérales.

Ces tumeurs peuvent se rompre et déverser le chyle dans les organes ou dans les cavités viscérales ; de là la chylurie, etc. Le rôle des rayons X serait, dans ce cas, de détruire l'obstacle de nature adénoïde, ce qui est en leur pouvoir. On obtiendrait alors la cessation de la chylurie, mais l'élément causatif, en l'espèce le parasite, resterait intact. On n'obtiendrait qu'une amélioration, de durée variable, et, une fois le traitement terminé, le mal pourrait facilement se reproduire.

La radiothérapie aura-t-elle une action directe sur la filaire et sur sa reproduction ? Il ne faut pas non plus écarter cette hypothèse, car au VIIe Congrès Rôntgen, tenu en avril 1901, Eberlein a présenté une communication où il dit avoir constaté *in vivo* l'action directe des rayons Röntgen sur le bothryocéphale, et obtenu de bons résultats thérapeutiques. La filaire qui produit la chylurie et l'hématochylurie est un ver némathelminthe de l'ordre des nématodies et, par conséquent, comporte les deux sexes séparés ; elle est ovipare, ou plus fréquemment vivipare, elle a un système digestif ; et le *Bothryocephalus latus* est un ver platelminthe de l'ordre des cestodies, et par conséquent hermaphrodite, n'ayant pas de système nerveux, ou seulement à l'état rudimentaire, et pas d'appareil digestif ; il y a donc plus de probabilités pour que la radiothérapie agisse sur le premier que sur le second, puisque le premier est plus haut placé dans la hiérarchie zoologique, et qu'il est généralement admis que les animaux sont d'autant moins sensibles aux rayons X qu'ils sont d'ordre moins élevé.

Pour donner une base solide à notre expérimentation, et peut-être au pouvoir curatif de l'agent thérapeutique que nous avons essayé, il y a encore des faits complexes, actuellement sans explications, comme ceux que nous allons citer.

Maragliano a réussi, uniquement en employant la radiothérapie, à guérir un malade atteint de paludisme.

Bruce Skinnet et Carson ont traité et guéri cinq cas de malaria par les rayons X en renonçant complètement à la quinine. Même les malades sur qui la quinine n'avait produit aucun effet ont guéri avec la radiothérapie.

Speder, dans trois cas d'application des rayons X, a constaté l'élimination de l'ascaris, et est d'avis qu'ils exercent une action favorable à la disparition des parasites intestinaux.

Entre tant de divergences et de controverses, avec des hypothèses qui ne sont que plausibles, et ne satisfont qu'en partie les exigences de la clinique, il y a un seul fait réel et vérifié : c'est que la thérapeutique rontgénienne influence, pour une raison quelconque, la marche de la chylurie et de l'hématochylurie, et apporte aux malades, sinon la guérison même de leurs souffrances, du moins une grande amélioration.

Observations et résultats

Nous avons été à même, grâce à l'obligeance de professeurs et de collègues, de réunir en tout 7 malades, dont 6 blancs et un de couleur, 3 du sexe féminin et

4 du sexe masculin, 3 chyluriques et 4 hématochyluriques, ces derniers comprenant 3 du sexe masculin
et 1 du sexe féminin ; tous adultes.

Dans leur *Traité de pathologie exotique*, Grall et Clarac
affirment qu'au Brésil on ne rencontre presque que la
chylurie : affirmation qui nous paraît un peu absolue,
car sur 7 de nos malades, 4 sont hématochyluriques.

Deux de ces derniers, après de légères améliorations
à la suite de une et trois applications, ont abandonné le
traitement, à cause de la présence constante que leurs
occupations leur imposaient.

La première observation de malade, qui a servi de
base à la méthode, a déjà été exposée dans un précédent
chapitre.

OBSERVATION II

M. C. H. Brésilien, noir, âgé de 39 ans, célibataire,
appartenant au Corps de pompiers, habitant dans le
centre de la ville. Client du D^r von Dollinger de Graça.
Les antécédents héréditaires sont sans importance, le
patient disant n'avoir connaissance d'aucun cas de
chylurie dans sa famille.

Parmi ses antécédents personnels, on distingue une
chute — d'une hauteur ordinaire —, au cours de l'extinc-
tion d'un incendie, accident qui donna lieu à une forte
contusion dans les régions rénales. Deux ans après (1907)
les douleurs ont réapparu à l'endroit atteint, et les premières émissions d'urines laiteuses, souvent chargées de
coagules gélatiniformes, se sont manifestées. Le malade
commença à suivre divers traitements, sans résultat
satisfaisant ; survint un accès d'hématochylurie, qui
dura quelques jours, et la chylurie réapparut.

L'examen du sang, pratiqué au laboratoire du Corps

des Pompiers, n'a pas révélé la présence d'un parasite, et l'examen de l'urine, pratiqué au laboratoire de la 3e section de clinique médicale par le chef de cette section, le Dr Moreira, de Fonseca, a révélé tous les caractères physiques et chimiques indiquant cette maladie, et notamment la présence de sang, ne contenant pas de parasite.

Le 31 octobre 1913, nous avons fait pour la première fois une application radiothérapique dans la région rénale gauche. Les douleurs ont disparu de ce côté, et le 4 novembre la région rénale droite était mise en traitement.

Les urines sont devenues plus transparentes, et les douleurs ont cessé complètement. Nous avons fait 17 nouvelles applications, dont 9 pour le côté droit et 8 pour le côté gauche ; la dernière a eu lieu le 12 février de cette année. L'urine, à cette époque, avait la coloration normale jaune citron, mais un aspect trouble. Nous gardons encore le malade en observation, dans l'espoir de pouvoir tirer des conclusions définitives.

OBSERVATION III

D. A. P. R., Brésilienne, blanche, âgée de 31 ans, mariée, habitant à Nitheroy. Cliente du Professeur Miguel Conto.

Ses parents sont tous deux décédés, l'un à la suite d'une maladie infectieuse, l'autre à la suite d'une syncope cardiaque. Elle avait cinq frères, dont quatre vivants et en bonne santé, et un mort en bas âge. Elle n'a connaissance d'aucun cas de chylurie dans sa famille. Elle a eu six fils, dont un est mort de pneumonie et les autres vivent et sont robustes.

Dans les antécédents personnels, il y a la rougeole et le paludisme. Elle n'a jamais été atteinte de lymphatite ni d'érysipèle et ne présente non plus aucune dilatation lymphatique visible.

Il y a environ 3 ans, à la suite de vagues douleurs dans la région lombaire, elle a émis des urines laiteuses pendant un jour. Huit mois après, pendant trois jours, les urines ont présenté le même aspect. Puis est venu un adoucissement ; et, à la suite de son sixième accouchement, la chylurie est revenue, pour s'installer définitivement.

L'examen du sang, pratiqué au laboratoire de la 3e section de clinique médicale, a montré l'existence de la *Filaria Wuchereri*, et l'analyse de l'urine faite par le Dr Paulo da Silva Aranjo a confirmé l'existence de la chylurie.

La première application radiothérapique a été effectuée dans la région rénale droite, où les douleurs étaient le plus intenses, le 1er décembre 1913. Nous avons procédé, jusqu'au 11 février courant, à 14 applications, dont 9 sur le côté droit et 5 sur le gauche. Dès le début du traitement des améliorations se sont manifestées ; et elles ont augmenté jusqu'à la date actuelle, à laquelle nous ne considérons pas le cas comme terminé. Ce qui semble annoncer pour bientôt une guérison définitive, c'est la coloration de plus en plus normale qu'ont prise les urines. Au début, elles se coagulaient cinq à six fois par jour ; actuellement elles ne se coagulent qu'une seule fois, lorsque cela arrive. La malade continue la même thérapeutique.

OBSERVATION IV

A. M. A., Brésilien, blanc, âgé de 43 ans, marié, conducteur de train à la Compagnie centrale des Chemins de fer du Brésil, domicilié à Cascadura. Client du Professeur Henrique Duque.

Son père est mort d'affection cardiaque, sa mère vit et compte 78 ans. Elle n'a pas eu de frères. Elle a trois fils qui jouissent d'une parfaite santé. Elle n'a pas connaissance de cas de chylurie dans sa famille.

Parmi les antécédents personnels du malade, on relève la variole, la rougeole et la blennorrhagie.

Il y a cinq ans, il a été atteint pendant un mois d'une chylurie, qu'il a fait cesser avec des médicaments dont il ignore le nom. Une seconde crise a eu lieu au bout de quelque temps et a disparu. La crise actuelle remonte à deux mois. Le malade avait des engourdissements dans les jambes et des douleurs dans les régions rénales.

Il a remarqué que l'exercice et les excès augmentent la chylurie. Le Professeur Henrique Duque a constaté de l'hypertension artérielle ; il a examiné le sang, sans rencontrer de parasite.

L'analyse de l'urine effectuée par nous a montré la présence d'albumine, de leucocytes et de nombreuses gouttes de graisse, mais nous n'avons pas trouvé d'embryons de filaire, ni d'autre ver.

Le 12 janvier de cette année, nous avons fait la première application de radiothérapie dans la région rénale droite ; et, le 16 du même mois, une autre dans le côté gauche. Cinq autres ont suivi, ce qui, jusqu'au 12 février 1914, porte le total des applications à 7, soit 4 à droite et 3 à gauche. Les douleurs ont cessé, l'engourdissement a cessé, et l'urine a un aspect tout à fait normal, de couleur ambrée, et transparent.

Sur notre demande, le Professeur Henrique Duque a pris la pression artérielle : il a constaté qu'il y avait eu une baisse, ce qui confirme les expériences de Zimmern

et de Cottenot sur l'irradiation des glandes surrénales.
Nous maintenons le malade en observation.

OBSERVATION V

D. M. C. V., Brésilienne, blanche, âgée de 37 ans,
mariée, domiciliée à Catumby. Cliente du Professeur
Miguel Couto.

Ses parents sont morts, l'un de tuberculose, l'autre de
fièvre typhoïde. Les frères sont robustes ; il n'y a ni chez
ses ascendants, ni chez ses collatéraux aucun cas de
chylurie ou d'hématochylurie. Elle a eu six enfants,
dont deux seulement sont encore en vie.

Dans son enfance, elle a eu la rougeole, et, à 17 ans,
la coqueluche.

Elle avait 15 ans (il y a donc 22 ans de cela), lorsque,
étant enceinte de son premier enfant, elle a vu appa-
raître les premières urines chyleuses accompagnées,
au moment de l'émission, de grands coagulés gélatiniformes.

En peu de temps la chylurie se transforma en une
hématochylurie qui dura plusieurs jours, puis refit
place à la chylurie. Au cours de cette longue période de
maladie, les crises et les accalmies ont alterné un nombre
considérable de fois ; nous n'avons pu obtenir de détails
précis à ce sujet.

Il y a environ 7 ans, la malade fut prise d'érysipèle
des membres gauches. Actuellement elle ressent des
douleurs dans la région lombaire, surtout du côté gauche.
Les examens du sang et de l'urine n'ont rien révélé en
fati de parasites.

Cette malade est au commencement de son traitement ; la radiothérapie lui a été appliquée pour la pre-

mière fois le 19 janvier de cette année, dans la région rénale gauche. Nous avons effectué quatre autres applications, dont deux du côté gauche-; la dernière a eu lieu le 10 février de cette année.

Les améliorations s'accentuent déjà, les douleurs ont diminué, et l'urine paraît moins laiteuse.

***

Bien que dans nos trois cas de traitement plus long et plus complet, nous ayons fait disparaître le mal avec les symptômes qui l'accompagnaient, nous n'avons encore rien à l'appui de l'idée d'une guérison définitive ; nous gardons deux de nos malades soumis à une rigoureuse observation, et sommes tout prêts à continuer suivant la méthode que nous avons mise en pratique.

Nous espérons que les expériences des chercheurs, s'accumulant avec le temps, et aux conclusions desquelles s'ajoutent celles qui se dégagent des nôtres, montreront la valeur réelle de la radiothérapie dans la chylurie et l'hématochylurie, qui actuellement, sur ce domaine, en est à ses premiers pas.

La pratique seule pourra montrer les inconvénients techniques ou autres que présente peut-être cette méthode ; mais l'idée de l'emploi des rayons X restera toujours, et elle aura incontestablement de plus en plus de valeur dans la thérapeutique de notre temps.

Février 1914.

www.ingramcontent.com/pod-product-compliance
Ingram Content Group UK Ltd.
Pitfield, Milton Keynes, MK11 3LW, UK
UKHW022358120726
13694UKWH00005B/1951